Abnehmen leicht gemacht

Der Fitnessratgeber für Frauen

1. Auflage 2017

Meine Empfehlung

Um dir mehr Infos als in diesem Buch zu bieten, empfehle ich dir nachfolgend eine **Webseite** auf der du 2 Fragen zum Thema Abnehmen **komplett kostenlos** beantwortet bekommst.

Klicke hierzu einfach jetzt auf den nachfolgenden Link und stelle dort deine 2 Fragen:

http://www.erfolgreiche-fettverbrennung.de/u1/

Inhaltsverzeichnis

Kapitel 1
Welche Möglichkeiten gibt es,
um abzunehmen?

Jeder, der schon einmal versucht hat abzunehmen und sich zuvor zu dem Thema weitreichend zu informieren, weiß, dass es besonders bei den Themen Gesundheit, Ernährung und Sport eine Reihe an Pseudowahrheiten und Amateur-Tipps gibt, die nicht viel oder sogar gar nichts nützen. Mit diesem Ratgeber möchte ich verschiedene bewährte Möglichkeiten aufzeigen, um das Gewicht zu reduzieren.

Natürlich musst du dir bewusst sein, dass nicht jede Methode für jeden Menschen und jeden Körpertyp zutrifft. Ein Trick zum Abnehmen, der bei einer Freundin oder einem Freund optimal funktioniert hat, schlägt bei dir vielleicht nicht an. Andersherum ist das selbstverständlich aber auch möglich. Die Tipps in diesem Ratgeber bieten dir aber definitiv eine gute Basis, von der aus du entdecken kannst, welche Methoden bei dir anschlagen.

Mit einer Vielzahl an verschiedenen Möglichkeiten, zeige ich dir in diesem Ratgeber auf, welche Tipps für dich in Frage kommen könnten. Das Ausprobieren und Entdecken deiner Lieblingstricks muss ich danach dir überlassen.

Zu Beginn stellt sich natürlich die wichtigste Frage: „Welche Möglichkeiten gibt es überhaupt, um abzunehmen?"

Um es vorweg auf den Punkt zu bringen: Bewegung und eine ausgewogene und gesunde Ernährung sind die wichtigsten Faktoren, um an Gewicht zu verlieren, den Körper zu definieren und somit gesünder zu leben. Doch was so simpel und leicht verständlich klingt, ist in Wahrheit wesentlich komplexer. Dieser Ratgeber nimmt das Abnehmen unter den Aspekten „Abnehmen durch Ernährung" und „Abnehmen durch Sport" genauer unter die Lupe, um dir zu verraten, wie Abnehmen leicht gemacht wird.

Wichtig ist, dass du immer darauf achtest, dass es beim erfolgreichen Abnehmen nicht darum geht, möglichst schnell viele Kilos zu verlieren. Natürlich ist das von Vorteil, der wichtigste Punkt ist aber eindeutig das langfristige Halten des Wunschgewichts, um den sogenannten „Yo-Yo Effekt" zu verhindern, bei dem das Gewicht nach einem erfolgreichen Prozess des Abnehmens nach kurzer Zeit wieder stark ansteigt.

Wenn du meine Vorschläge befolgst, kannst du sichergehen, dass sich der gewünschte Effekt einstellt und du dauerhaft eine positive Entwicklung verfolgen kannst.

Kapitel 2
Abnehmen durch Ernährung

Ein Phänomen, dass du bestimmt bereits bei dir selbst oder Freunden feststellen konntest, ist folgendes: Nach einem anstrengenden Workout im Fitnessstudio oder einer Jogging-Session „gönnt" man sich etwas ungesundes zu essen. „Das habe ich ja abtrainiert" oder „ ich gehe ja morgen wieder laufen". Man ist schnell der Überzeugung, dass man bereits genug geleistet hat, um sich selbst zu belohnen.

Auch wenn Sport und im Allgemeinen ausreichende Bewegung natürlich absolut wichtige Aspekte mit Blick auf das Abnehmen sind, ist es die Ernährung die über Erfolg oder Niederlage entscheidet.

Entgegen des generellen Fokus auf der Essenswahl, ist es auch wichtig, dass du darauf achtest, was du trinkst. Denn über deine Getränkewahl entscheidet sich dein Abnehmerfolg maßgeblich. Statt Softdrinks und Kaffee solltest du darauf achten, mehr Wasser und ungesüßten Tee zu trinken. Als

Richtwert für deinen Wasserkonsum kannst du mit 3,5 Litern am Tag rechnen. Falls du es aber genau wissen willst, gilt folgende Formel. In der Regel rechnet man mit einem Kilo Wasser pro Tag pro 20 Kilogramm Körpergewicht. Das sind bei einer 60 Kilo schweren Frau dann 3 Liter Wasser beziehungsweise Flüssigkeit am Tag.

Die Fehlannahme, dass Sport wichtiger als Ernährung ist und somit „Esssünden" ausgleichen kann ist überall verbreitet – aber leider falsch. Lediglich 20% des Erfolges der in Bezug auf das Abnehmen erzielt wird, hängt von der Bewegung ab. Die restlichen 80% sind alleine auf die Ernährung zurückzuführen, der somit eine wesentlich größere Bedeutung zukommt.

Wer diese Zahlen erst einmal kennt, sieht sich wohl häufig gezwungen seine komplette Workout-Strategie umzudenken und neue Abnehm-Methoden zu entwickeln. In diesem Kapitel erkläre ich dir, wie sich deine Ernährung auf deinen Körper und dein Gewicht auswirkt und wie du es schaffen kannst, diese optimal auf den gewünschten Abnehm-Erfolg zu konzentrieren. In Kombination mit meinen Sporttipps in den darauffolgenden Kapiteln, steht dir und deinem Traumkörper somit nichts mehr im Weg.

Kapitel 2.1
Was sind Kalorien?

Der wohl bekannteste Begriff mit Blick auf das Abnehmen und Ernährung sind die Kalorien. Die Assoziation ist dabei simpel und wird der Komplexität des Themas nicht gerecht. „Kalorien sind schlecht", hören wir und bilden wir uns ein. Doch so ganz stimmt das nicht, da Kalorien notwendig sind, um unserem Körper die notwendige Energie für einen Tag zu liefern. Kalorien selber sind also wichtig, während die übermäßige Zunahme davon erst problematisch wird.

Doch was sind Kalorien überhaupt? Dass sie sich insbesondere in Softdrinks und ungesundem Essen „verstecken" wissen wir. Doch was hat es dabei auf sich?

Wenn bei Lebensmitteln von Kalorien gesprochen wird, sind die Kilokalorien (abgekürzt mit kcal) gemeint. Der Begriff Kalorie ist nämlich eigentlich nur eine Energieeinheit, die allerdings in diesem

Kontext nicht mehr genutzt wird, da sie von der Einheit Joule abgelöst wurde. Das lateinische Wort „calor" (Hitze) ist der Namensgeber des Begriffs.

Die Mengenangabe Kilokalorie, die wir auf unseren Nahrungsmittelverpackungen entdecken können, bezeichnet dabei den Brennwert eines Lebensmittels, also wie viel Energie dem Körper durch die Aufnahme der Speise oder des Getränks gegeben werden. Als durchschnittlicher Verbrauchswert bei erwachsenen Menschen gelten ungefähr 3000-3500 Kilokalorien pro Tag für einen Mann und 2500-3000 für eine Frau.

Diese Werte hängen allerdings stark davon ab, ob du Sport treibst, dich in der Arbeit körperlich anstrengen musst oder einen überdurchschnittlich hohen Grundumsatz hast. Falls dir „Grundumsatz" noch nichts sagt, ist das kein Problem. Ich werde in diesem Buch noch darauf zurückkommen.

Kalorien nimmt der Körper insbesondere durch den Konsum von Fetten (9 Kilokalorien pro Gramm) und Kohlenhydraten (4 Kilokalorien pro Gramm) zu sich. Auf diese Begriffe werde ich in den folgenden Kapiteln ebenfalls näher eingehen. Die Anzahl an

Kalorien in Nahrungsmitteln und Getränken muss in Deutschland und vielen weiteren europäischen Staaten auf der Verpackung angegeben werden. In einem weiß-schwarzen Feld findest du die Anzahl an „kcal", also Kilokalorien. Diese Zahl hilft dir bei der Einschätzung, ob dein ausgewähltes Produkt gesund oder eine absolute Kalorienbombe ist.

Kapitel 2.2

Was sind Kohlenhydrate?

Auch der Begriff Kohlenhydrat dürfte dir bestens bekannt sein. Kohlenhydrate sind der größte Bestandteil unserer Nahrung und unverzichtbare Energielieferanten, da sie aus Zuckermolekülen bestehen, die unserem Körper die notwendige Energie zuspielen. Kohlenhydrate enthalten mit vier Kilokalorien pro Gramm eine hohe Anzahl an Kilokalorien.

Überschüssige Kalorien werden vom Körper automatisch in Glykogen umgewandelt und vom Körper in Glykogenreserven abgespeichert, damit du zu einem späteren Zeitpunkt darauf zurückgreifen kannst. Und genau dies ist in Bezug auf das Abnehmen fatal. Denn gäbe es keine bestehenden Glykogenreserven würde dein Körper direkt deine Fettspeicher anzapfen. Folglich musst du einen überflüssigen Konsum von Kohlenhydraten verhindern, damit keine Umwandlung in Glykogen stattfindet.

Kohlenhydrat ist aber nicht gleich Kohlenhydrat! Daher werden sie in drei verschiedene Kategorien eingeteilt. Im folgenden Absatz wirst du auf den Begriff „Zucker" stoßen. Der Grund hierfür ist simpel, da es sich bei Kohlenhydraten eigentlich um verschiedene Arten an Zuckern handelt.

Die bekanntesten Monosaccharide (Einfachzucker) sind der Traubenzucker (Glukose) und der Fruchtzucker (Fructose). Da sie direkt vom Körper in die Blutbahn eingespeist werden, ohne erst aufgespalten zu werden, versorgen sie den Körper nicht mit dauerhaft anhaltender Energie.

Disaccharide (Zweifachzucker) sind die Zuckerarten, vor denen wir häufig gewarnt werden. Sie treten besonders in Süßigkeiten auf und haben wie die Monosaccharide einen raschen Anstieg des Blutzuckerspiegels zur Folge, ohne dass eine langfristige Energieversorgung gewährleistet wird. Zudem enthalten sie auch keine Mineralstoffe oder Vitamine und sind somit ebenfalls kein gesunder Bestandteil der Nahrung.

Polysaccharide (Mehrfachzucker) kennst du sicherlich unter dem Begriff „Stärke". Diese Zucker sind insbesondere in Getreide und Kartoffeln enthalten und haben einen stetigen, kontrollierten Anstieg des Blutzuckerspiegels zur Folge, da sie aufgrund ihrer Struktur nicht direkt ins Blut gelangen, sondern zuvor aufgespalten werden müssen. Es sind diese Zucker, die uns langfristig mit Energie versorgen und dementsprechend bevorzugt werden sollten.

Zuletzt habe ich noch eine Empfehlung an dich, wann du Kohlenhydrate essen solltest. Wenn du einen normalen Tagesrhythmus hast und beispielsweise keine Nachtschicht absolvieren musst, solltest du nach 19 Uhr keine Kohlenhydrate mehr zu dir nehmen. So kannst du sichergehen, dass deinem Körper noch genug Zeit zum „Verbrennen" der Kohlenhydrate bleibt und keine Glykogenspeicher angelegt werden.

Kapitel 2.3
Was sind Eiweiße?

Eiweiße sind einer der wichtigsten Stoffe in deinem Körper. Sie übernehmen zahlreiche wichtige Aufgaben und sind unersetzlich. Eiweiße werden auch Proteine genannt und können auch in Bezug auf das Abnehmen oder die Definition des Körpers eine wichtige Rolle spielen.

Eiweiße bestehen aus Aminosäuren, die der Körper zum Teil nicht selber bilden kann. Daher muss viel Eiweiß über die Nahrung aufgenommen werden. Hierzu sind insbesondere Eier, Fleisch, Fisch und Milchprodukte zu empfehlen. Für Vegetarier oder Veganer gibt es dennoch Alternativen, allerdings ist zu beachten, dass diese eine geringere biologische Wertigkeit besitzen. Die biologische Wertigkeit sagt aus, wie viel Gramm an Körperprotein aus hundert Gramm an Nahrungsprotein gewonnen werden kann.

Die erwähnten vegetarischen und (teilweise) veganen Alternativen sind insbesondere Kartoffeln,

Brot, Getreide und Hülsenfrüchte. Wer Fleisch und tierische Produkte isst, sollte allerdings trotzdem nicht auf die vegetarischen Alternativen verzichten, obwohl diese eine geringere biologische Wertigkeit vorweisen. Am wichtigsten ist nämlich eine gesunde Mischung zwischen tierischen und pflanzlichen Eiweißen, da sich die Proteine gegenseitig ergänzen.

Bei den Aminosäuren, die der Körper benötigt und die durch Proteine gebildet werden, wird zwischen lebensnotwendige (essentielle) und nicht-essentielle, also nicht-lebensnotwendigen unterschieden. Die nicht-essentiellen erfüllen im Körper dennoch wichtige Funktionen, die insbesondere bei einem aktiven Lebensstil unverzichtbar sind.

Die wichtigste Funktion, die die Eiweiße dann im Körper übernehmen, ist das Bilden von Enzymen, Zellen und Hormonen. Um den Körper in einem optimalen Gleichgewicht zu halten, ist daher eine ausreichende Versorgung mit Eiweiß absolut notwendig. Als Richtwert dienen circa 0,8 Gramm Eiweiß, die ein erwachsener Mensch täglich zu sich nehmen sollte. Obwohl dieser Wert natürlich sehr abstrakt wirkt, besteht kein Grund zur Sorge: Die meisten Menschen nehmen nämlich zu viel Eiweiß auf, was einfach durch den Urin ausgeschieden wird und somit gesundheitlich irrelevant ist. Nur in seltenen Fällen, in denen Personen unter Krankheiten leiden, kann der übermäßige Konsum von Proteinen zu Schäden führen.

Besonders in Bezug auf das Abnehmen lohnt es sich trotzdem auf die Art der Eiweiße zu achten, die man zu sich nimmt. Viele Protein-Lieferanten wie zum Beispiel Fleisch oder Milchprodukte besitzen nämlich auch einen sehr hohen Fettanteil. Trotz des gesunden Eiweißes wird also viel Fett aufgenommen, was zu einem starken Gewichtsanstieg führen kann und dementsprechend die Aussichten auf „Abnehm-Erfolg" deutlich verringern. Das ist natürlich trotzdem kein Grund zur Sorge, denn auch hier gibt es Alternativen. Achte einfach darauf, fettarme Milch- und Fleischprodukte zu kaufen. Problem gelöst.

Ein weiterer Faktor, bei dem Proteine eine Rolle spielen, ist der Muskelaufbau. Wer vor oder nach seinem Training Eiweiß zu sich nimmt, beispielsweise in Form von Protein-Shakes, kann den Effekt des Trainings nochmal wesentlich verstärken und so zu einem intensiveren und schnelleren Aufbau von Muskeln führen.

Neben den „dicken Muskeln", die sich viele wünschen, wird der Körper dadurch zusätzlich definiert. Das bedeutet, dass die Haut straffer und somit optisch athletischer wird. Wichtig ist dabei, dass die Proteine direkt vor oder nach dem Training konsumiert werden. Nur wenn alles zeitnah abläuft können die relevanten Aminosäuren den Muskelaufbau befeuern.

Beim Kauf von Proteinen für deine Sport-Shakes ist zu beachten, dass es verschiedene Qualitätsstufen gibt, die alle mit der Herkunft des Proteins zusammenhängen. Es kann sich also durchaus lohnen, Geld in die Hand zu nehmen und in ein gutes Produkt zu investieren.

Was viele nicht wissen, ist das Eiweiß auch besonders nützlich für das Ausdauertraining, auf das ich in diesem Buch noch zu sprechen komme, ist. Aminosäuren verbessern nämlich den Fettsäuren- und Sauerstofftransport. Das hat zur Folge, dass du eine verbesserte

Sauerstoffzirkulation im Körper besitzt und dir das Ausdauertraining leichter fällt und du bessere Resultate erreichst.

Doch es gibt noch mehr Gründe, um Proteine zu sich zu nehmen. Diese stärken nämlich das Immunsystem und unterstützen den Körper bei der Heilung von offenen Wunden und weiteren Verletzungen. Der Titel als „eine der wichtigsten Stoffe, die du zu dir nimmst", ist also absolut gerechtfertigt.

Kapitel 2.4
Was sind Fette?

Es gibt wohl kaum einen Stoff, der bei uns so viel Angst oder negative Gefühle hervorruft wie Fett. Verrufen als Grund für Übergewicht, schlechte Haut und einen allgemein schlechten gesundheitlichen Zustand, ist Fett für viele automatisch schlecht. Doch dem ist nicht so. Im Gegenteil! Der Körper benötigt sogar eine bestimmte Menge an Fett, um optimal funktionieren zu können.

Fette besitzen, wie bereits zuvor erwähnt, mehr als doppelt so viele Kalorien wie Kohlenhydrate und Proteine, doch trotzdem essen wir gerne fetthaltige Nahrung. Der Grund hierfür ist recht simpel: Fett ist ein Geschmacksträger und hat deshalb zur Folge, das fetthaltige Nahrungsmittel oft besonders gut schmecken.

Die hohe Kalorienanzahl von Fetten führt aber dazu, dass bereits eine kleine Menge ausreicht, um den Körper mit vielen Kalorien zu versorgen. Das verleiht dem Körper zwar einen Energieschub, wenn es in den richtigen Maßen konsumiert wird, kann aber leicht übertrieben werden.

Wie schon bei den Kohlenhydraten lassen sich auch Fette in verschiedene Kategorien unterteilen. Es wird zwischen gesättigten, einfach ungesättigten und mehrfach ungesättigten Fettsäuren unterschieden. Die gesättigten Fettsäuren werden häufig aus tierischen Fetten gewonnen. Ungesättigte Fettsäuren findet man in pflanzlichen Ölen, aber auch in Fisch. Durch die moderne Lebensmittelindustrie sind auch Trans-Fettsäuren aufgetaucht. Diese entstehen durch die Verarbeitung von ungesättigten Fettsäuren wie z.B. Chips und frittiertem Essen.

Obwohl spekuliert wird, dass Trans-Fettsäuren für den Menschen besonders ungesund sind, gibt es hierfür noch keinerlei Beweise.

Obwohl wir Fette hauptsächlich mit Gewichtszunahme in Verbindung bringen, erfüllen Sie denn noch eine wichtige Aufgabe. So gibt es beispielsweise Vitamine A, D, E und K, die "fettlöslich sind" und dem Körper ohne

Fettzunahme nicht zur Verfügung stehen würden. Zudem versorgen Fette den Körper mit wichtiger Energie und erlauben somit ein optimales Funktionieren der Körperprozesse.

Unter anderem ist es der Stoffwechselprozess, der ohne Fette nicht richtig funktionieren kann. Paradoxerweise benötigst du also eine gewisse Menge an Fett, um Fett verlieren und an Gewicht abnehmen zu können.

Kapitel 2.5

Die Rolle der Vitamine und Mineralstoffe beim Abnehmen?

Vitamine und Mineralstoffe kennen wir als wichtigen Bestandteil unserer Ernährung, die einen wichtigen Beitrag zu unserer Gesundheit leisten. Was viele nicht wissen: auch mit Blick auf das Abnehmen sind Vitamine und Mineralstoffe unverzichtbare „Helfer".

Vitamine regen im Körper wichtige Stoffwechselprozesse an. Diese sind notwendig, um dafür zu sorgen, dass Funktionen des Körpers erfüllt werden können. Zudem sind diese Stoffwechselprozesse stark fettverbrennend, was in Bezug auf das Abnehmen relevant ist. Es ist diese Fettverbrennung, die dafür sorgt, dass Vitamine als „Schlankmacher" gelten und wesentlicher Bestandteil einer ausgewogenen Ernährung sind, die ein Abnehmen zur Folge hat. Zudem helfen Vitamine beim Muskelaufbau und sorgen damit für einen athletischen und definierten Körper.

Es sind besonders die Vitamine aus der „B-Gruppe", die diesen Fettverbrennungsprozess hervorrufen. Diesen Vitaminen wird außerdem einen Anstieg der guten Laune nachgesagt.

Über die allgemeinen positiven gesundheitlichen Folgen des Konsums von Vitaminen ist viel bekannt. Ob wie bei Vitamin C zur Stärkung des Immunsystems oder bei einer Vielzahl an weiteren Vitaminen kennt man die „Funktionen" bezüglich die gesunden Auswirkungen. Dass Abnehmen ebenfalls dazu gehört, wissen allerdings nur wenige. Aus diesem Grund werden besonders in Ratgebern zum Muskelaufbau Vitamine sträflich vernachlässigt.

Obwohl uns immer wieder gesagt wird, dass wir viel Obst essen sollen, um unseren Vitaminbedarf zu decken, gibt es eine besser Alternative. Da Obst viel Fruchtzucker enthält und damit sehr kalorienreich ist, ist es beim Abnehmen nicht so förderlich wie das gesündere Gemüse. Gemüse verfügt über weniger Kalorien, beinhaltet aber dennoch viele Vitamine. Eine besonders gesunde Ernährung kann dir garantiert werden, wenn du dich an die „Five a day Regel" hältst: Diese besagt, dass täglich fünf verschiedene Obst- oder Gemüsesorten gegessen werden sollten. Diese kannst du natürlich auch in Form von Smoothies oder puren Säften trinken.

Mineralstoffe leisten ebenfalls einen wichtigen Beitrag zum Abnehmen. Spannend sind mit Blick auf Mineralstoffe insbesondere die Funktionen, die von ihnen hervorgerufen werden und zu Abnehmerfolgen führen. Genauso wie Vitamine regen auch Mineralstoffe die Fettverbrennung des Körpers an.

Für die Fettverbrennung ist insbesondere Magnesium relevant, das durch den Konsum von Fleisch, Gemüse und Milchprodukte aufgenommen werden kann.
Aber natürlich es gibt auch weitere Mineralstoffe, die neben anderen gesundheitlich positiven Effekten auch mit Blick auf das Abnehmen einen guten Effekt vorweisen können.

So kann Eisen den Energiestoffwechsel anregen und somit ebenfalls eine Verbrennung von Fett hervorrufen. Eisen kann, wie du bestimmt schon weißt, insbesondere in Fleisch, Hülsenfrüchten und einigen Gemüsesorten wie Bohnen gefunden werden. Falls du weiblich bist und/oder dich vegetarisch oder vegan ernährst, lohnt es sich, beim nächsten Arztbesuch deine Eisenwerte überprüfen zu lassen, um festzustellen, ob du an einem Eisenmangel leidest. In diesem Fall muss entweder die Ernährung umgestellt oder eisenhaltige Nahrungsergänzungsmittel in Betracht gezogen werden.

Die Schilddrüse, die beim Abnehmen eine besonders wichtige Rolle erfüllt, benötigt für eine korrekte und gesunde Funktion ausreichend Jod. Jod kann durch das Essen von (See-)Fischen, Milch und Eiern aufgenommen werden. Die Rolle des Schilddrüse ist komplex und die Folgen einer Schilddrüsenunterfunktionen sehr negativ zu betrachten. Wenn die Schilddrüse nicht vollständig funktioniert, verlangsamen sich Stoffwechselprozesse, was eine Gewichtszunahme zur Folge hat. Wenn du also zu wenig Jod zu dir nimmst, wirst du nicht abnehmen und sogar zusätzlich an Gewicht zunehmen.

Ein weiterer wichtiger Mineralstoff ist das Chrom. Das hängt damit zusammen, dass Chrom die

Wirkung des wichtigen Insulins aktiviert. Insulin sorgt dafür, dass der Blutzuckerspiegel gesenkt wird, was Krankheiten wie Diabetes und einen Gewichtsanstieg verhindern kann. Chrom kann insbesondere in Käse und Fleisch gefunden werden.

Dies war ein Überblick über einige, wichtige Mineralstoffe, die unverzichtbar sind und dir außerdem beim Abnehmen helfen können. Natürlich gibt es noch viele weitere Mineralstoffe über die du dich informieren kannst. Wie bei allen anderen Bestandteilen der Nahrung ist es wichtig darauf zu achten, alles in gesundem Maße zu sich zu nehmen. Vermeide es unbedingt beispielsweise Magnesium in hohen, unnatürlichen Maßen zu konsumieren, nur damit du abnehmen kannst. Ein solches Verhalten kann gesundheitliche Schäden hervorrufen.

Da jeder Körper unterschiedliche Mineralstoffe anders und verschieden gut aufnimmt, lohnt sich zudem eine Untersuchung beim Arzt, ob du dein Mineralstoffhaushalt ausreichend gedeckt ist oder ob du in bestimmten Feldern Mängel aufweist.

Kapitel 2.6
Wie esse ich „sauber"?

Wie ich dir zu Beginn des Kapitels erklärt habe, bestimmt die Ernährung über ganze 80% des Abnehm-Erfolgs. Aus diesem Grund lohnt es sich, besonders stark auf die Ernährung zu achten. Sport ist natürlich dennoch wichtig, darauf komme ich im folgenden Kapitel zu sprechen. Aber letztendlich ist es insbesondere die Ernährung, die entscheidet, wie erfolgreich du abnehmen und deine Ziele erreichen kannst.

Ein aktueller Trend, der ein Abnehmen und allgemeine Verbesserung des Gesundheitszustands zur Folge hat, ist das „Saubere Essen" auch als „Clean Eating" bekannt. Das Prinzip dahinter ist einfach: Desto unverarbeiteter ein Lebensmittel ist, desto besser ist es laut der „sauberen" Philosophie. Mit „ehrlichen", traditionellen Zutaten kochen und auf Nahrungsmittel mit chemischen Ergänzungsmitteln verzichten, ist das Motto hinter der Bewegung. Viele Versprechen sich hiervon nicht nur eine Verbesserung der Gesundheit durch den Verzicht auf unnatürliche, ungesunde Stoffe, sondern eben auch einen schnellen Verlust der überschüssigen Kilos.

Wenn man sich zu dem Trend Gedanken macht, stellt man fest, dass es sich bei dieser Form der Ernährung im Prinzip nur um ein „Back to the roots" handelt. Plötzlich soll wieder wie damals bei den Großeltern gegessen werden. In der Vergangenheit mussten Menschen schließlich auch auf industriell verarbeitete Nahrung verzichten, somit greift der Trend eigentlich nur alte Ernährungsformen wieder auf.

Und der Trend kann tatsächlich das erfüllen, was er verspricht. Viele chemische Zusatzstoffe, die Lebensmitteln beigesetzt werden, können nämlich tatsächlich eine Gewichtszunahme zur Folge haben. Dass ein Verzicht auf unnatürlich behandelte Lebensmittel ebenfalls gesundheitlich positive Auswirkungen hat, dürfte keine große Überraschungen auslösen. Dennoch sollte man das „saubere Essen" nicht als einzigen Weg zum Abnehmen betrachten. Eine ausgewogene Ernährung, bei der man alle wichtigen (und vorher beschriebenen) Stoffe zu sich nimmt, ist der wichtigste Weg, um mit Hilfe der Nahrung abzunehmen. Wenn diese auch noch sauber ist, ist das natürlich ein großer Bonus!

Kapitel 3

Abnehmen durch Sport

In den vorherigen Kapiteln habe ich erläutert, dass Sport und Bewegung lediglich ein Fünftel des Abnehm-Erfolgs hervorrufen. Diese Zahl lässt die Schlussfolgerung zu, dass Bewegung eigentlich überbewertet wird und vernachlässigbar ist, solange man sich gesund ernährt. Oder?

Tatsächlich ist diese Annahme trotz des beschriebenen 80:20 Verhältnisses falsch. Sport und Bewegung sind notwendig, um einen langfristig anhaltenden Abnehm-Erfolg zu gewährleisten. Bewegungsabläufe erfordern vom Körper einen hohen Energieaufwand. Der Körper nutzt hierfür bereits vorhandene Energie, die beispielsweise von den konsumierten Kalorien stammt.

Ist diese Energiequelle erst einmal aufgebraucht, greift der Körper zu anderen Mitteln, bestehende Reserven werden angezapft. Konkret heißt das: Vorhandene Fettreserven werden abgebaut, um daraus Energie zu gewinnen. Das Abbauen und

Verbrauchen der Fettreserven hat einen Gewichtsverlust zu Folge.

Abgesehen davon, dass ein sportlicher Lebensstil gesund ist und vor vielen Krankheiten schützen kann, ist das Sporttreiben auch Auslöser für weitere positive Entwicklungen. Wer Sport treibt fühlt sich häufig besser, ist motivierter, frischer und hat das Gefühl etwas geleistet zu haben. Zudem lassen sich in Fitnessstudios oder über Sportvereine viele Trainingspartner und Freunde finden. Das ist besonders praktisch, um Trainingstipps auszutauschen, sich gegenseitig zu motivieren und das Abnehmen somit leichter zu machen.

Wie du sicherlich bereits verstanden hast, kannst du deinen Kalorienverbrauch direkt beeinflussen und somit „mitentscheiden", wie stark deine Fettreserven angezapft werden. Der Kalorienverbrauch des Körpers setzt sich aus verschiedenen Faktoren zusammen, die in der Gesamtheit einen sich stets verändernden Wert hervorrufen.

In den folgenden Kapiteln erkläre ich dir die einzelnen Bestandteile des gesamten

Kalorienverbrauchs und zeige dir somit, wie du aktiv die Anzahl an verbrannten Kalorien pro Tag steigern kannst.

Kapitel 3.1
Der Grundumsatz

Die erste Größe, die den Kalorienverbrauch beeinflusst ist der Grundumsatz. Dieser wird auch basale Stoffwechselrate genannt und beschreibt die Energiemenge, die der Mensch bei vollständiger Ruhe, normaler Umgebungstemperatur und leerem Magen verbraucht. Der Grundumsatz zeigt also, wie hoch die Zahl an Kalorien ist, die benötigt wird, um die Standard-Funktionen des Körpers aufrechtzuerhalten.

An einem Beispiel werde ich dir zeigen, von welcher Größenordnung man hierbei spricht. Für das Beispiel betrachten wir den Grundumsatz einer Frau, die 60 Kilo wiegt. 1300 Kilokalorien pro Tag sind hierbei Durchschnitt. Der Grundumsatz steigt mit höherem Körpergewicht an, da die Atmung, die Durchblutung von Organen und Muskeln und natürlich auch der Herzschlag bei schwereren Menschen mehr Energie benötigen. Natürlich beeinflussen das Alter und Geschlecht den Wert zusätzlich. Grundsätzlich kann davon ausgegangen werden, dass Männer einen höheren Grundumsatz haben und dementsprechend mehr Kalorien pro Tag konsumieren müssen.

Wenn du deinen eigenen Grundumsatz ausrechnen möchtest, kannst du dazu folgende Formel verwenden.

Wenn du eine Frau bist: Körpergewicht in Kilogramm x 24 x 0,9 = Grundumsatz in Kilokalorien (kcal)
Wenn du ein Mann bist: Körpergewicht in kg x 24 x 1,0 = Grundumsatz in Kilokalorien (kcal)

Der gesamte Energieverbrauch setzt sich allerdings noch mit einer weiteren Größe, dem sogenannten Leistungsumsatz zusammen. Diesen werde ich im folgenden Kapitel beschreiben.

Kapitel 3.2
Der Leistungsumsatz

Der zweite Faktor bei der Bestimmung des täglichen Kalorienverbrauchs ist der Leistungsumsatz. Anders als der Grundumsatz kannst du den Leistungsumsatz aktiv steuern und leicht verändern. Der Leistungsumsatz beschreibt nämlich die Anzahl an Kilokalorien, die durch Bewegung und alle weiteren Tätigkeiten, die du machst, verbrannt werden.

Der Leistungsumsatz variiert von Person zu Person erheblich, da jede Bewegung mitgezählt wird. Zudem hängt der Leistungsumsatz von der konsumierten Nahrung ab, da der Verdauungsprozess ebenfalls dem Leistungsumsatz angerechnet wird. Dementsprechend gibt es für den Leistungsumsatz keine einfache Formel. Viel zu komplex ist das Beachten jedes Aspektes.

Tatsächlich spielt sogar die geistige Tätigkeit in den Leistungsumsatz hinein, auch wenn der zusätzliche Kalorienbedarf, den Denktätigkeiten auslösen verschwindend gering ist. Relevanter sind dann Aspekte wie deine Arbeit und dein Verhalten in der Freizeit. Ein körperlich anstrengender Beruf verursacht natürlich einen höheren Leistungsumsatz als ein Bürojob.

Kapitel 3.3
Ausdauertraining am Beispiel von Joggen und Schwimmen

Nun hast du bereits viel zum Thema Sport gehört, konkrete Vorschläge und Trainingsarten allerdings noch nicht. In diesem Kapitel präsentiere ich dir eine Möglichkeit, wie du deinen Kalorienverbrauch steigern, dementsprechend abnehmen und deine Kondition stärken kannst. Es geht um das Ausdauertraining.

Eine Gemeinsamkeit, die alle Trainingsarten haben, ist der enorme Unterschied zwischen effektivem und ineffizientem Training. Viel trainieren bringt nicht unbedingt mehr, es kommt darauf an, wie man trainiert!

Das Ausdauertraining genießt den Ruf als entspanntere Alternative zu hochanstrengenden Trainingsmethoden wie dem High Intensity Interval Training (HIIT, hierauf komme ich später zu sprechen) oder Trainingsmethoden, die auf Muskelaufbau abzielen. Wichtig beim

Ausdauertraining ist die Länge des Trainings, es müssen, unabhängig von der Geschwindigkeit, mindestens 30 Minuten gelaufen werden. Dies liegt daran, dass der Körper erst nach einer halben Stunde Ausdauersport damit beginnt, effizient Fett zu verbrennen. Wichtig ist dabei, dass die 30 Minuten ein Mindestwert sind – länger laufen zu gehen ist immer erlaubt und hilft dir beim Abnehmen noch mehr weiter.

Das Joggen ist eine Form des Sports, die große Flexibilität erlaubt. Ob im Stadtpark, auf dem Gehweg, im Wald, am Strand oder sogar auf dem Laufband im Fitnessstudio kann überall gejoggt werden. Wem das Laufengehen auf Dauer dennoch nicht spannend genug ist, kann auch schwimmen gehen.

Wenn du deine Bahnen ziehst und ebenfalls darauf achtest, lange zu trainieren, erlebst du einen ähnlichen Effekt wie beim Joggen. Zusätzlich dazu werden beim Schwimmen weitere Muskelpartien trainiert. Du kannst auch konstant zwischen den beiden variieren, um möglichst motiviert zu bleiben.

Um die Effektivität des Trainings noch weiter zu steigern, kannst du sogar darauf achten, wann du laufen oder schwimmen gehst. Wenn du direkt nach dem Aufstehen mit dem Ausdauersport beginnst, startest du mit einem guten, aktiven Gefühl in den Tag und kannst die frische Morgenluft genießen. Aber auch mit Blick auf die überschüssigen Kilos lohnt sich das frühmorgendliche Training. Wenn du es schaffst vor dem Frühstück zu trainieren, kannst du direkt deine Fettreserven zur Energiegewinnung anzapfen. Da du noch keine Nahrung zu dir genommen hast, kann dein Körper auf keine andere Energiequelle zurückgreifen.

Kapitel 3.4
HIIT
(High Intensity Interval Training)

Ein Training mit dem du deinen überschüssigen Kilos einen harten Kampf ansagen kannst, ist das HIIT. HIIT ist die Abkürzung für High Intensity Interval Training und ist eine Trainingsform, bei der auf kurze, hochintensive und anstrengende Einheiten statt auf langes Training gesetzt wird. Daher ist HIIT auch aktuell so beliebt: Man muss sich für das Training nicht viel Zeit einplanen und kann trotzdem effektiv abnehmen.

Eine weitere Besonderheit des High Intensity Interval Trainings ist, dass wesentlich mehr Kalorien verbrannt werden, als es beim traditionellen Kardio-Training, also Joggen oder Schwimmen, der Fall ist. Dies liegt daran, dass der Körper selbst nach dem Training Kalorien verbrennt, die nach dem hochanstrengenden Training im Erholungsprozess benötigt werden. Beim Joggen ist dies nicht der Fall, da die Erschöpfung wesentlich geringer ausfällt.

Es ist aber exakt diese Belastung, die dafür sorgt, dass HIIT nicht für jeden Menschen die optimale Trainingsform darstellt. Die hohe Anstrengung kann dir besonders zusetzen, wenn du bis dato wenig oder gar nicht trainiert hast. Wenn dies zutrifft, solltest du mit Joggen anfangen, um unnötige Verletzungen zu vermeiden.

Damit du dir ein High Intensity Interval Training etwas konkreter vorstellen kannst, zeige ich dir ein Musterbeispiel. Natürlich kannst du die Einheit aber auch auf deine eigenen Fähigkeiten und Wünsche anpassen.

Zu Beginn des Trainings joggst du 90 Sekunden locker, bevor du einen 20 Sekunden langen Sprint einlegst. Probiere so häufig wie möglich diese Kombination zu absolvieren, 20-30 Minuten sind aber ein guter Richtwert.

Kapitel 3.5

Muskelaufbautraining:

Grundübungen für die großen

Muskelgruppen

Natürlich geht es uns nicht allen, um die Steigerung unserer Ausdauer. Aufgrund gängiger Schönheitsideale steht heutzutage bei vielen Menschen Muskelaufbau im Fokus eines Trainings. In diesem Kapitel erkläre ich dir, wie du optimal die großen Muskelgruppen trainieren und somit deine Muskeln weiter aufbauen kannst. Zu Beginn ein wichtiger Tipp bezüglich des Muskeltrainings:

Auch hier gilt die Warnung nur in Maßen zu trainieren und nicht von einem Tag auf den nächsten deine Muskeln und allgemein deinen Körper komplett zu überfordern. Bei exzessiven Muskelaufbautraining kann es nämlich zu Verletzungen kommen.

Um dir nicht nur eine rein textliche Übungsbeschreibung zu bieten, habe ich dir auch für jede Übung einen Link zu einem entsprechenden Youtube-Video beigefügt. Einfach anklicken und drauf losschauen ;)

Übung 1: Kniebeugen

Die erste Übung, die ich dir präsentiere sind die klassischen Kniebeugen, die mittlerweile auch häufig als Squats bezeichnet werden. Kniebeugen sind die perfekte Übung für dich, wenn du an einem Knackpo arbeitest. Außerdem werden bei der Übung die Beinmuskeln trainiert. Die Übung kennen wir alle. Doch machst du sie auch richtig?

Stelle dich mit geradem, aufrechten Rücken etwas breiter als schulterbreit hin und achte darauf, dass dein Gewicht auf deine gesamten Füße verteilt ist und nicht auf den Ballen oder der Ferse steht.

Danach atmest du ein, gehst du langsam in die Hocke, bis deine Oberschenkel waagrecht zum Boden stehen. Achte währenddessen darauf, dass du mit deinen Knien nicht vor deine Füße kommst und dass du dich mit deinem Körper nicht zu weit nach vorne beugst.

Schließlich erhebst du dich langsam wieder, atmest aus und achtest darauf, dass du die Körperspannung beibehältst während du „oben" bist.

https://www.youtube.com/watch?v=ITpfmkNxM9o

Übung 2: Kreuzheben

Weiter geht es mit dem Kreuzheben, einer effektiven Übung für die Rückenmuskulatur und die Gesäßmuskulatur. Das Kreuzheben zählt zu den klassischen, bekannten Übungen.

Lege eine Langhantel vor dich und stelle dich schulterbreit und stabil davor. Du beugst dich nach vorne während du einatmest, gehst in die Knie und greifst die Hantel etwas außerhalb deiner Schultern und deines Torsos. Danach hebst du die Hantel auf, atmest in der Bewegung nach oben aus und achtest die ganze Zeit darauf, dass dein Rücken gerade ist und du kein Hohlkreuz bildest. Oben angekommen hältst du die Position kurz, bevor du die Langhantel wieder kontrolliert nach unten führst.

https://www.youtube.com/watch?v=sLqn0uP6iCU

Übung 3: Bankdrücken

Um die Brustmuskulatur stark zu trainieren kann ich das Bankdrücken empfehlen. Diese Übung ist sehr beliebt, daher kennst du sie vielleicht schon aus dem Fitnessstudio.

Greife die Hantel für die Übung etwas weiter als schulterbreit und lasse sie langsam auf Brusthöhe absinken. Atme währenddessen ein, lasse die Hantel aber auf keinen Fall auf deiner Brust liegen. Drücke die Hantel dann kontrolliert nach oben während du ausatmest. Halte sie auf Spannung, drücke deine Arme allerdings nicht komplett durch, da das ansonsten Gelenkschäden verursachen kann. Im Anschluss lässt du die Hantel wieder kontrolliert absinken.

https://www.youtube.com/watch?v=aF7_Q9-camE

Übung 4: Schulterdrücken/Military Press

Wie du sicherlich bereits am Namen erkennen kannst, ist das Schulterdrücken (auch als Military

Press bekannt) eine Übung, mit der du deine Schultermuskulatur trainieren kannst.

Für diese Trainingsübung benötigst du eine Langhantel und eine Sitzmöglichkeit mit Rückenlehne im 80-85 Grad Winkel. Drücke dich an die Lehne, platziere deine Füße stabil auf dem Boden und greife die Hantel etwas weiter als schulterbreit. Hebe die Hantel kontrolliert an, bis deine Arme fast vollständig (aber nicht komplett) durchgestreckt sind. Lasse die Hantel dann auf deine Schulterhöhe absinken und atme währenddessen aus. Anschließend hebst du die Hantel beim Einatmen wieder nach oben.

https://www.youtube.com/watch?v=WrZz8DiRB0I

Übung 5: Rudern

Das Rudern ist ein tolles Ganzkörpertraining, das sowohl Muskeln als auch Kondition aufbauen kann.

Wichtig beim Rudern ist, dass meine eine aufrechte Position einnimmt und beibehält. Falls dein Rudergerät Fußschlaufen hat, ist es wichtig diese möglichst eng einzustellen. Die Griffe kannst du von oben greifen, um deinen Bizeps zu trainieren, wenn du den Trizeps trainieren möchtest, solltest du sie von unten greifen. Während du den Griff auf Bauchhöhe zu dir ziehst, atmest du ein. In der Vorwärtsbewegung atmest du aus.

https://www.youtube.com/watch?v=LycSwj1IjhI

Übung 6: Klimmzüge

Klimmzüge sind zusammen mit Liegestützen und Sit-Ups wohl der absolute Fitness-Klassiker. Wenn du Klimmzüge machst, kannst du diese auf zwei verschiedenen Arten absolvieren. Die beiden Möglichkeiten heißen „Pull Up" und „Chin Up".

Beim „Pull Up" greifst du die Stange etwas breiter als schulterbreit. Deine Daumen zeigen aufeinander und deine Handflächen weg von dir. Dann atmest du ein während du dich mit deinen Armen hochziehst, bis deine Brust auf Höhe der Stange ist. Anschließend lässt du dich beim Ausatmen wieder herabsinken

Den „Chin Up" führst du fast genau gleich durch. Der einzige Unterschied ist, dass die Handflächen beim Chin Up in die andere Richtung als beim Pull Up zeigen.

https://www.youtube.com/watch?v=aH8AWKQHOGg

Meine Empfehlung

Um dir mehr Infos als in diesem Buch zu bieten, empfehle ich dir nachfolgend eine **Webseite** auf der du 2 Fragen zum Thema Abnehmen **komplett kostenlos** beantwortet bekommst.

Klicke hierzu einfach jetzt auf den nachfolgenden Link und stelle dort deine 2 Fragen:

http://www.erfolgreiche-fettverbrennung.de/u1/

Haftungsausschluss

Der Inhalt dieses Buchs wurde mit großer Sorgfalt geprüft und erstellt. Der Autor übernimmt keinerlei Gewähr für die Aktualität, Korrektheit, Vollständigkeit oder Qualität der bereitgestellten Informationen und weiteren Informationen.

Es wird keine juristische Verantwortung oder Haftung für Schäden übernommen, die durch kontraproduktive Ausübung oder durch Fehler des Lesers entstehen. Es kann auch keine Garantie für Erfolg übernommen werden. Der Inhalt sollte nicht mit medizinischer Hilfe verwechselt werden. Der Autor übernimmt daher keine Verantwortung für das Nicht-Erreichen der im Buch beschriebenen Ziele.

Dieses Buch enthält Links zu anderen Webseiten. Auf den Inhalt dieser Webseiten haben wir keinen Einfluss. Deshalb kann auf den dortigen Inhalt auch keinerlei Gewähr übernommen werden. Die verlinkten Seiten wurden zum Zeitpunkt der Verlinkung auf mögliche Rechtsverstöße überprüft.

Rechtswidrige Inhalte konnten zum Zeitpunkt der Verlinkung nicht festgestellt werden. Für die Inhalte der verlinkten Seiten ist ausschließlich der jeweilige Anbieter oder Betreiber der Seiten verantwortlich.

Das **Copyright** für veröffentlichte, vom Autor selbst erstellte Bilder, Grafiken, Tondokumente, Videosequenzen und Texte bleibt **allein beim Autor** des Buchs.

Eine Vervielfältigung oder Verwendung der Bilder, Grafiken, Tondokumente, Videosequenzen und Texte in anderen elektronischen oder gedruckten Publikationen ist ohne ausdrückliche Zustimmung des Autors nicht gestattet.

Der Autor behält es sich ausdrücklich vor, Teile der Seiten oder das gesamte Angebot ohne gesonderte Ankündigung zu verändern, zu ergänzen, zu löschen oder die Veröffentlichung zeitweise oder endgültig einzustellen.

Impressum

Veröffentlicht durch

Marco Reuter

Vinnhorster Weg 81

30419 Hannover

E-Mail: marco.reuter92@gmail.com

ISBN-13: 978-1546689126

ISBN-10: 1546689125